MÉMOIRE

SUR L'ABUS ET SUR LES DANGERS

DE LA PERFORATION

DE LA

MEMBRANE DU TYMPAN,

CONSIDÉRÉE COMME MOYEN CURATIF DE LA SURDITÉ

PAR

M. E. HUBERT-VALLEROUX,

Docteur en médecine de la Faculté de Paris, membre de la Société
médico-pratique.

Lu à l'Académie Royale de Médecine
(dans sa séance du 30 mai 1843).

PARIS,

GERMER BAILLIÈRE, LIBRAIRE,

RUE DE L'ÉCOLE-DE-MÉDECINE, 17.

1843

MÉMOIRE

SUR L'ABUS ET SUR LES DANGERS

DE LA PERFORATION

DE LA

MEMBRANE DU TYMPAN.

1

MÉMOIRE

SUR L'ABUS ET SUR LES DANGERS

DE LA PERFORATION

DE LA

MEMBRANE DU TYMPAN,

Considérée comme moyen curatif de la surdité

PAR M. HUBERT-VALLEROUX,

Docteur en médecine de la Faculté de Paris, membre de la Société médico-pratique.

Lu à l'Académie Royale de Médecine
(dans sa séance du 30 mai 1845).

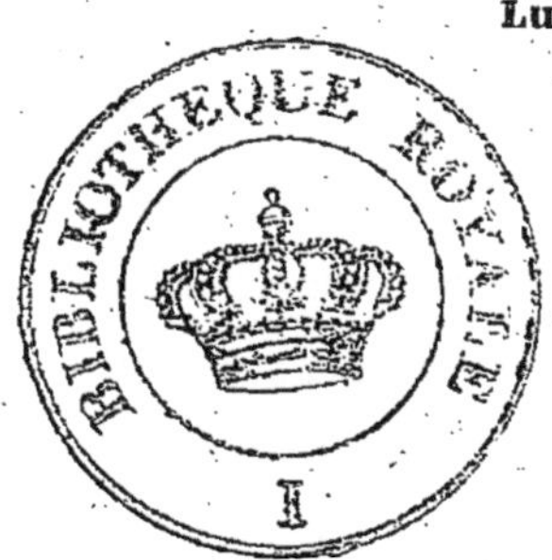

PARIS,

GERMER BAILLIÈRE, LIBRAIRE,

RUE DE L'ÉCOLE-DE-MÉDECINE, 17,

1843

MÉMOIRE

SUR L'ABUS ET SUR LES DANGERS

DE LA PERFORATION

DE LA

MEMBRANE DU TYMPAN,

CONSIDÉRÉE COMME MOYEN CURATIF DE LA SURDITÉ.

On a beaucoup discuté, depuis le commencement de ce siècle, sur la valeur de la perforation de la membrane du tympan pratiquée dans le but de remédier à la surdité. Des chirurgiens ont affirmé que cette opération doit guérir toutes les cophoses. D'autres n'ont pas craint d'avancer qu'elle n'en peut guérir aucune ; et, à l'appui de ces assertions, chacun a apporté des raisonnements ou des faits.

Le débat m'a paru rouler sur trois points principaux ; et j'ai cru qu'il suffirait de les résoudre, pour apporter une solution à la controverse. Ces trois points peuvent être exprimés de la manière suivante : 1° Les lésions de la membrane du tympan sont-elles sans influence sur l'ouïe ? 2° La perforation artificielle de la cloison est-elle exempte de dangers ? 3° Dans les cas où cette opération a été conseillée, ne pourrait-elle pas être remplacée avec avantage par d'autres moyens thérapeutiques, le cathétérisme de la trompe d'Eustache, par exemple ?

1° Pour résoudre la première question, j'ai examiné la portée comparative de l'ouïe chez des sujets sains et chez d'autres atteints de perforation de la membrane. J'ai fait aussi la même expérience sur des sujets offrant la membrane du tympan intacte, d'un côté, et perforée de l'autre. Mes observations, variées de plusieurs manières et faites sur plus de cent sujets de tout âge et à toutes les heures de la journée, m'ont constamment offert le même résultat : partout, j'ai trouvé une diminution notable et, dans quelques cas, une abolition complète de l'ouïe, à la suite des solutions de continuité de la membrane du tympan. La première question m'a paru, dès lors, suffisamment résolue [1].

---

[1] On ne peut s'en rapporter au malade sur le degré d'audition dont il jouit ; il se fait presque toujours illusion à cet égard. Le seul moyen d'obtenir une notion exacte de la portée de l'ouïe, c'est d'employer, pour les expériences, une mesure identique et un son toujours uniforme et égal à lui-même. Le mètre avec ses divisions, et une montre de poche, m'ont servi à faire mes observations. C'est en éloignant celle-ci graduellement de l'oreille, et en notant exactement sur le mètre le point où le malade cesse d'entendre, que l'on obtient la mesure précise que l'on recherche. On a cru apercevoir, il

2º J'ai été appelé, dans ces derniers temps, à constater plusieurs accidents graves survenus, coup sur coup, à la suite de l'ouverture artificielle de la cloison. Ces accidents, que j'ai retrouvés tels qu'ils ont été décrits par plusieurs auteurs, et notamment par Itard et par Kramer, m'ont démontré que la perforation de la membrane du tympan n'est pas toujours exempte de dangers.

3° En examinant les indications d'opérer, fournies par les auteurs, j'ai pu reconnaître que, dans l'immense majorité des cas où ils prescrivent la ponction, le cathétérisme de la trompe d'Eustache, soit seul, soit secondé des douches d'air médicamenteux, rem-

est vrai, que certains sourds entendent bien la montre et n'entendent pas la parole, tandis que d'autres offrent le phénomène contraire. Un auteur, le docteur Deleau, a même cru s'apercevoir que les malades atteints de lésion de l'oreille externe, appartiennent à la première catégorie, tandis que ceux affectés de lésion de l'oreille moyenne rentraient dans la seconde. J'ai cherché, en vain, à constater expérimentalement ce fait ; j'avoue que je n'y ai pas réussi ; et, jusqu'ici au moins, je considère cette affirmation comme une hypothèse gratuite. Mais un fait constant, et dont personne ne paraît avoir tenu compte, c'est l'influence de l'habitude dans la perception des sons. Ainsi des sourds, par le fait de l'habitude, entendent bien certaines personnes, et ne peuvent suivre la conversation d'autres personnes dont la voix est cependant plus nette et plus claire. Bien plus, des sourds-muets entendent le battement d'une montre et ne peuvent saisir les modulations de la voix, tandis que des entendants-parlants, devenus sourds accidentellement, prennent encore part à la conversation après avoir cessé depuis longtemps de percevoir même le bruit des plus fortes montres.

placerait avantageusement cette opération. L'observation clinique de tous les jours me fournit surabondamment la preuve de cette donnée de la théorie.

Convaincu que si l'on rend à la médecine un service réel en indiquant un nouveau mode de traitement, on ne lui est pas moins utile en signalant une erreur de pratique, je me suis attaché à rassembler les matériaux du travail que je publie aujourd'hui.

Pour apporter, dans l'exposition de mon sujet, le plus de clarté qu'il me sera possible, j'examinerai successivement, et sous divers titres, les principaux points que je dois parcourir dans ce travail.

La perforation de la membrane du tympan a, comme toutes les opérations, son histoire particulière. C'est par elle que je commencerai.

J'étudierai ensuite les modifications apportées à la fonction auditive par les lésions de tissus de l'oreille moyenne.

Ces considérations serviront à expliquer la diversité des résultats observés par les chirurgiens après la ponction de la membrane, ainsi que les motifs qui en ont porté plusieurs à conserver cette opération dans la pratique.

Des inconvénients et des difficultés sont attachés à la perforation de la membrane ; je les indiquerai.

Avant de déduire les motifs qui doivent faire rejeter de la pratique la perforation de la cloison du tympan, je rapporterai quelques exemples des dangers qui y sont attachés.

Ces observations précéderont naturellement la conclusion de ce mémoire où je me propose de démontrer, en m'appuyant sur le raisonnement et sur les faits, que la perforation de la membrane du tympan, considérée comme moyen curatif de la surdité, est une opération qui n'est plus en rapport avec l'état actuel de la science, et qui doit être rejetée de la pratique chirurgicale, sauf un seul cas très rare que j'indiquerai.

----

§ I.

HISTORIQUE DE LA PERFORATION DE LA MEMBRANE DU TYMPAN.

La proposition de perforer la membrane du tympan, pour guérir la surdité, ne pouvait être faite avant les travaux de Valsalva et de Cotugno, alors que tous les médecins croyaient, avec Aristote, à la présence dans la caisse d'un *air inné*. Ce fut en vain que Riolan, d'abord, puis le docteur Plemp, rapportèrent l'observation d'un sourd qui « s'enfonça, par accident, un cure-oreille dans la cloison, et recouvra l'ouïe. » L'ignorance complète où l'on était alors des usages des diverses parties de l'organe auditif, et en particulier de la trompe d'Eustache, ne put permettre de tirer de ce fait aucune induction pratique.

Valsalva, en pansant un seigneur polonais atteint d'un ulcère à la gorge, s'aperçut que le malade cessait d'entendre, chaque fois que l'on introduisait une tente dans la plaie, tandis qu'il recouvrait l'ouïe aussitôt qu'on enlevait le corps étranger. Cette observation, qui prouve le passage de l'air de la bouche dans l'oreille, servit sans doute à Chéselden pour se rendre compte de la guérison accidentelle de surdité rapportée par Riolan. Il pensa que l'ouverture artificielle de la membrane guérirait les surdités dues à l'absence d'air dans la caisse du tympan; et il pratiqua cette opération pour la première fois, en 1740, sur un condamné. Il n'obtint, comme on sait, aucun succès; et la ponction tomba dans un oubli complet d'où elle ne fut tirée que soixante ans plus tard.

Malgré les réclamations de priorité faites par Hymly et par Michaëlis, il paraît constant que ce fut A. Cooper qui, le premier, reprit les expériences de Chéselden. Il cita, en 1800, quatre exemples de surdités guéries par la perforation de la membrane. Bientôt après, le docteur Ribes, d'abord, puis Itard, Saissy, Boyer, Richerand, Dubois et les docteurs Deleau et Rousset, en France; Samuel Cooper, Saunders, Hunold et Wright en Angleterre; Rust, Kauërz, Kramer, Arnemann en Allemagne, conseillèrent et pratiquèrent la ponction, pour guérir la surdité.

Si tous ces auteurs s'accordèrent avec A. Cooper sur la nécessité d'attaquer la membrane à sa partie inférieure, pour éviter la chaîne des osselets, il fut loin d'en être ainsi relativement au choix de l'appareil instrumental. Depuis le petit trois-quarts qui servit à A. Cooper, jusqu'au poinçon de corne que préférait Itard, on trouve l'aiguille d'Arnemann, la sonde triangulaire de Paroisse, le bistouri caché de Fusch, le poinçon à épaulement de Rust, etc.; en un mot, chaque chirurgien inventa un perforateur, parce qu'aucun de ceux employés avant lui ne remplissait l'indication que l'on s'était proposée.

Un inconvénient commun à tous ces instruments, c'est de pratiquer à la membrane une simple division dont les bords tendent à une cicatrisation prompte et complète. Les divers emporte-pièces, plus ou moins ingénieux, conseillés par les auteurs pour obvier à cette réunion, sont loin de prévenir constamment la cicatrice. Leur emploi, d'ailleurs, exige des manœuvres longues et difficiles. L'introduction d'une bougie dans la plaie, conseillée par N. Rust, et la destruction d'un point de la membrane, au moyen du crayon d'azotate d'argent, exécutée par Richerand, ces procédés n'ont pu entrer dans la pratique; parce que, dans le premier cas, le contact d'un corps étranger sur les tissus de l'oreille moyenne, expose aux plus grands accidents inflammatoires; et que, dans le

second, il est impossible de limiter l'action du caus-
tique au point que l'on veut détruire.

Donc la ponction simple est inutile, d'une part ; de
l'autre, il y a des inconvénients et des dangers résul-
tant, soit de l'usage de l'emporte-pièce, soit de la présence d'un corps étranger dans la plaie, soit enfin de
la cautérisation de la membrane.

Ces difficultés qui suffiraient seules pour rendre au
moins très circonspect dans la prescription de la perforation du tympan, n'ont trait qu'au choix du pro-
cédé opératoire, et ne constituent pas le point essentiel de la question.

Ce qui importe, avant tout, c'est de fixer l'indication d'opérer par un diagnostic sûr et précis. Or,
comme Chéselden, A. Cooper, Hymly, etc., igno-
raient le cathétérisme de la trompe d'Eustache et
l'emploi des douches gazeuses qui constituent les
seuls moyens diagnostiques directs des maladies de
la caisse, il en résulta que, dans tous les cas, la
ponction fut dirigée par eux contre le symptôme
surdité qui peut, comme on sait, se rattacher à cent
causes diverses. Aussi, quand l'opération réussit entre
leurs mains, on peut affirmer que ce fut par un pur
effet du hasard, et que, dans aucun cas, il ne leur fut
possible de porter un pronostic fondé sur son résultat.

La même observation est applicable à la perforation
pratiquée dans le but de guérir la surdité par *épaissis-*

sement ou par *induration* de la membrane du tympan. Rien, dans les cas où on la conseille, ne justifie cette opération, comme je compte le démontrer plus bas.

§ II.

THÉORIE GÉNÉRALE DE L'AUDITION, ET DES CHANGEMENTS QU'ELLE ÉPROUVE PAR SUITE DE LA LÉSION DES DIVERSES PARTIES DE L'OREILLE MOYENNE.

Pour se rendre compte de la diversité des résultats observés par les hommes de l'art après la perforation de la membrane du tympan, je crois utile de rappeler brièvement quelques-unes des données physiologiques et pathologiques que nous possédons sur l'oreille moyenne.

On s'accorde généralement à comparer l'espace compris entre la trompe d'Eustache et la cloison du tympan à la caisse d'un tambour : d'où la dénomination de caisse du tympan, de caisse du tambour qui lui a été imposée. La membrane du tympan représente la peau sur laquelle on frappe dans les tambours ordinaires ; et la trompe d'Eustache tient la place du trou pratiqué sur les parois de l'instrument.

Or, la première condition nécessaire pour que le tambour réponde à la percussion des baguettes, c'est la présence dans l'*âme* d'une certaine quantité d'air ; la seconde c'est la communication de cet air avec l'atmosphère. Voici alors comment les choses se passent : une portion du gaz contenu dans *l'âme*, sort à chaque coup de baguette, en refoulant l'air extérieur auquel il communique des vibrations qui vont retentir au loin. La preuve qu'il en est ainsi, c'est que si l'on remplit la caisse d'une substance solide, de terre par exemple, la percussion est sourde et le bruit du tambour n'existe plus. Si, d'un autre côté, on intercepte la communication entre l'air intérieur et l'atmosphère, en bouchant le trou latéral, il en résulte le même effet. L'air comprimé dans des parois solides et résistantes ne réagit plus sur l'air ambiant, et la percussion des baguettes ne produit qu'un son mat et sourd.

Mais, la présence de l'air dans l'intérieur de la caisse et la libre communication de ce gaz avec celui de l'extérieur, ne sont pas les seules conditions nécessaires au bon fonctionnement du tambour. Il faut encore que la peau de l'instrument présente un certain degré de tension. Trop relâchée, les percussions exercées à la surface s'endorment, et le bruit est mat; trop tendue, le son est aigre et discordant. L'humidité et l'extrême sécheresse, en produisant le relâchement ou la tension de la peau des tambours, forcent les militaires à serrer ou à détendre leur caisse dans les temps de pluie ou de grandes chaleurs.

L'intégrité de la peau est encore une condition réclamée pour la formation et pour la propagation des vibrations sonores. Une ouverture médiocre de la

peau rend le son de la caisse aigre et faux : une solution de continuité, de quelque étendue, met le tambour hors de service.

Or, les mêmes conditions matérielles nécessaires
pour le fonctionnement du tambour, sont aussi ré-
clamées pour l'exercice de l'ouïe. La cavité du tympan
doit contenir de l'air; et si elle se trouve accidentellement remplie par un corps solide, tel qu'un tophus,
ou par un corps liquide, comme un épanchement de
sang, l'audition se fait mal ou ne se fait plus. La
fonction est encore lesée ou abolie quand la trompe
d'Eustache, rétrécie ou obturée, cesse de livrer passage à l'air qui doit incessamment circuler de la gorge
dans la caisse, et *vice versâ*.

Bien que les anciens auteurs aient singulièrement
exagéré le nombre des surdités produites par le relâchement de la membrane du tympan, on ne peut
cependant, en haine de cette exagération, rejeter ab-
solument, comme l'ont fait Kramer et quelques modernes, la possibilité de cet état morbide. Des observateurs dignes de foi, Franck, Riedel, Saissy, etc.,
assurent avoir observé des surdités déterminées par
cette cause; et je crois moi-même posséder un cas de
ce genre dans ma pratique. Quant à l'intégrité de la
membrane du tympan, si elle n'est pas indispensable
aux fonctions de l'oreille, son utilité est cependant
telle que jamais une ouverture, quelque petite qu'elle
soit, n'est pratiquée à la cloison, sans que l'ouïe en

soit affaiblie ; et l'affaiblissement est constamment
en rapport avec l'étendue de la lésion et l'importance des parties lésées. Pour vérifier ce fait, il suffit
de faire porter son observation, comme je l'ai fait
moi-même, sur un certain nombre de personnes
sourdes d'un seul côté, par suite de la lésion du tympan. Chez toutes, on trouvera que l'audition est plus
étendue du côté sain que de l'autre ; et la différence
sera des deux tiers, des trois quarts ou même davantage. On peut encore, pour s'assurer du résultat que
j'indique, comparer la portée de l'ouïe chez des sujets
atteints de perforation de la membrane, et chez d'autres individus, de même âge, ayant conservé l'intégrité de la cloison : toujours on trouvera une différence
notable.

Kramer, dont j'ignorais les expériences lorsque j'ai
fait les miennes, a, de son côté, constaté les résultats
que j'indique. « L'observation attentive et souvent répétée des malades atteints d'une perforation de cette
membrane, dit-il, nous a appris que cette lésion ne produit pas une véritable cophose, mais occasionne toujours une dysécie plus ou moins grande, selon qu'elle
s'est étendue davantage devant ou derrière le manche
du marteau, qu'elle s'est bornée à la membrane du
tambour ou a entraînée avec elle la perte des osselets
et d'autres changements morbides de l'organe auditif.
Nous avons vu des malades de ce genre qui entendaient
encore notre montre à la distance de cinq à six pieds,

mais, nous n'en avons jamais trouvé qui l'entendissent
à trente pieds, comme les personnes dont l'oreille est
saine... d'autres individus, affectés de la même lésion,
n'entendaient qu'avec peine notre montre à la distance
d'un demi-pouce, etc[1]. »

§ III.

EXPLICATION LOGIQUE DES RÉSULTATS DIVERS OBSERVÉS APRÈS L'OPÉRATION.

Il est évident, par ce qui précède, que la perforation de la membrane du tympan dut amener une
amélioration notable chez les sujets atteints de cophose, par obturation simple de la trompe d'Eustache. Dans ces cas, en effet, à une lésion de tissus
qui, comme l'obstruction du conduit guttural de l'o-
reille, détermine une cophose complète, on substitue
une lésion plus simple (la perforation de la membrane
du tympan) qui, quand elle est pratiquée au lieu d'é-
lection, n'a pour effet, dans les cas heureux, que de
diminuer l'ouïe et non de l'abolir. Mais dans les surdités nombreuses qui tiennent à d'autres causes, dans
la surdité par *pléthore*, dans la surdité *nerveuse*, dans
la surdité par *maladie des os*, etc., l'opération doit
rester sans effet. Ce fut probablement contre une de
ces dernières affections que Chéselden échoua.

[1] Kramer, *Traité des maladies de l'oreille.*

Himly [1] déjà, à une époque où la perforation était dans toute sa faveur, écrivait que : « la perforation de la membrane ne peut être d'aucune utilité, ni dans les surdités congéniales, ni dans les maladies du nerf acoustique, en général. » Ch. Bell et Zang qui, de leur côté, conseillent l'opération, ne paraissent guère compter sur le succès. Ce dernier auteur même [2] veut : « qu'on ne se décide à la pratiquer qu'après avoir épuisé tous les autres moyens, et acquis la conviction intime de leur inefficacité. »

Il ne faut donc pas s'étonner des insuccès nombreux qui suivirent la ponction, ni de l'échec qu'éprouva A. Dubois dans les quatre cas où il la mit en pratique ; aucun de ces auteurs ne s'était attaché à faire le diagnostic. Tous pratiquèrent la perforation contre le symptôme *cophose*, sans rechercher ni la cause, ni la nature de cette infirmité. Le docteur Deleau, dans son traité [3] publié en 1822, sur cette opération, fournit, selon la remarque de Kramer [4], « des indications tout aussi peu précises que Cooper, Curtis, Himly et Itard ; et, » ajoute cet auteur, « il n'est pas étonnant qu'avec un diagnostic aussi incertain, Deleau

[1] Himly, *Comment. de perforatione tympani.* Goët., 1808.
[2] *Darstellung blut. heilk. operationem.* Th. II.
[3] *Mémoire sur la perforation de la membrane du tympan.* Paris, 1822.
[4] V. *Traité des maladies de l'oreille*, par G. Kramer. Bruxelles, 1841. P. 154.

n'ait obtenu aucun succès durable chez ses vingt-cinq opérés. »

Mais, en supposant même le diagnostic bien établi et l'obturation des trompes d'Eustache constatée, il ne faut pas encore compter, en perforant le tympan, obtenir une guérison constante, ni surtout une guérison durable. Himly, d'abord, nie comme nous l'avons vu, la possibilité de rendre l'ouïe par ce moyen, quand la maladie est congéniale. Fuchs va plus loin : dans une dissertation remarquable publiée en 1810 [1], il ne craint pas d'affirmer que : « la perforation de la membrane du tympan ne peut être d'aucune utilité lorsque les trompes d'Eustache sont obstruées. » Fuchs, il faut s'empresser de le reconnaître, va trop loin dans l'appréciation des contre-indications ; mais s'il eût dit que dans les quelques cas très rares où la perforation de la cloison a réussi, l'ouïe, momentanément exaltée, a bientôt après commencé, puis continué à perdre tout ce qu'elle avait gagné par l'opération, Fuchs eût énoncé simplement un fait très réel. Il eût répété l'observation déjà faite par Willis, et constatée depuis par tous les chirurgiens qui ont suivi avec soin les nombreux essais qui furent tentés alors et qui l'ont été depuis.

Quant aux deux succès obtenus de la perforation, l'un par Itard et l'autre par Saissy, dans la surdité par

---

[1] *Disquis, de perforatione membranæ tympani.* Jenæ, 1810.

2.

épaississement de la membrane du tympan, je crois pouvoir affirmer que l'état pathologique de la membrane était lié, dans ces cas, à une obstruction de la trompe d'Eustache, et que c'est à l'introduction de l'air dans la caisse qu'il faut attribuer le retour de l'ouïe. L'induration, la cartilaginisation et l'ossification de la membrane du tympan accusent constamment, en effet, une lésion chronique des tissus, et jamais, peut-être, cet état pathologique, dans les cas rares où on le rencontre, n'est limité à la cloison.

On ne conçoit pas, d'ailleurs, quel peut être le résultat de l'opération que l'on conseille alors. Est-ce, en effet, parce que la membrane a cessé de vibrer sous l'influence des ondes sonores, que l'on pratique la ponction? Mais, loin de démontrer que la vibration des membranes soit facilitée par une solution dans leur continuité, la physique prouve exactement le contraire, c'est-à-dire, la diminution des propriétés vibrantes de ces corps, à la suite de leurs lésions. Serait-ce encore parce que l'on espère, par une piqûre pratiquée à la membrane malade, faciliter la guérison de son état morbide? Mais la thérapeutique n'indique nulle part cette lésion des tissus dégénérés comme un moyen de résolution, tandis que l'expérience de tous les jours prouve que les plaies faites à la cloison du tympan entraînent constamment un affaiblissement notable de l'ouïe.

Cependant, comme les faits bien observés doivent être acceptés dans la science, qu'ils soient conformes ou opposés aux théories connues, on devrait accepter la guérison dans le cas de surdité dont il s'agit, et par l'opération indiquée, si l'on possédait un seul exemple authentique de ce résultat : mais jusqu'ici, je ne l'ai trouvé nulle part.

Il paraît que le professeur Velpeau n'a pas été plus heureux dans sa longue pratique : « On aurait tort d'en espérer quelque chose (de la perforation), dit-il [1], toutes les fois que la maladie ne tient pas à l'oblitération pure et simple de la trompe d'Eustache. Son but, en effet, est de permettre à l'air d'entrer dans la caisse du tympan et les cellules mastoïdiennes, et nulle autre indication ne peut être remplie par elle. »

§ IV.

MOTIFS QUI ONT FAIT ACCEPTER L'OPÉRATION.

Une des faiblesses les plus communes de l'esprit humain, c'est de voir toujours, dans les questions qui s'agitent, ce qui est conforme à nos goûts, à nos désirs ou à nos espérances ; et de fermer les yeux sur tout ce qui leur est opposé ou contraire. Une des conséquences de cette infirmité, c'est de s'exagérer con-

[1] *Traité de médecine opératoire.*

stamment les avantages des procédés ou des méthodes scientifiques, par cela seul qu'on en est l'inventeur ou le promoteur. Bien plus, tous les inventeurs ou promoteurs d'idées croient, en soutenant à outrance leurs opinions ou celles qu'ils ont épousées, faire preuve de force de caractère, de hauteur de vues, tandis que ce fait même prouve exactement le contraire. N'est-ce pas, en effet, faire preuve d'entêtement et non de fermeté, que de ne vouloir rien entendre de ce qui est en dehors de ses opinions? N'est-ce pas faire preuve de faiblesse, et non d'élévation d'intelligence, que de rester toujours les yeux concentrés dans le cercle de ses idées ou de ses théories, sans vouloir les en détacher, pour les reporter plus loin et plus haut, là où se trouve la vérité?....

Ce qui rend plus fâcheuse encore la disposition que nous venons de signaler, c'est que tous les bons esprits s'accordent à reconnaître que l'on a singulièrement exagéré, dans ces derniers temps, en médecine surtout, la valeur des faits ; et que l'on a trop négligé l'étude des causes qui les engendrent. Personne, cependant, ne peut se refuser à reconnaître que les principes, fixes et immuables de leur nature, peuvent seuls fournir un point de départ et un moyen de vérification rationnels aux problèmes de la science, tandis que les faits, en médecine, variables et mobiles comme l'homme qu'ils ont pour objet, n'ont, en définitive, de valeur réelle que par l'appréciation à laquelle ils donnent lieu..... Appréciation qui ne peut jamais être faite que du point de vue d'une théorie, d'une doctrine.

On ne doit donc pas s'étonner de l'enthousiasme qui s'empara des esprits, au commencement de ce siècle, à l'annonce des guérisons de surdité obtenues par la perforation de la membrane du tympan. D'abord, les surdités que cette opération parvint à soulager étaient par *cause interne*, et, en conséquence, considérées alors comme incurables. A. Cooper, l'un des praticiens les plus distingués de l'Europe, avait obtenu trois succès par cette opération. Ses observations, rapportées dans un recueil périodique très répandu (1), avaient été presque aussitôt connues de tout le monde savant. La perforation du tympan eut, dès lors, parmi les médecins, ses imitateurs et ses enthousiastes.

De leur côté, les malades qui avaient été soulagés d'une infirmité pour laquelle ils avaient jusqu'alors cherché inutilement des remèdes (car le sourd va toujours consulter ceux qui se vantent de guérir la surdité), proclamèrent partout leur guérison. L'enthousiasme alla si loin qu'un journal put, sans trouver de contradicteurs, affirmer que cent opérations de perforation avaient été pratiquées par Hunold, dont les deux tiers avec succès. La remarque si judi-

---

¹ *Philosoph. transact.*, 1801-2.

cieuse, faite depuis par Saissy, que « quand on exagère ainsi les succès, on perd le droit d'être cru sur parole, et l'on ôte le courage et la volonté de discuter les faits qu'on assigne[1]. » Cette observation eût été considérée alors comme dictée par une basse jalousie.

Enfin, tandis que les praticiens les plus célèbres exaltaient les avantages de la ponction du tympan, les deux opérations qui peuvent la remplacer, la perforation des apophyses mastoïdes et le cathétérisme de la trompe d'Eustache, n'avaient pas de partisans. Depuis la mort du docteur Berger, on avait généralement renoncé à la perforation des apophyses mastoïdes; et le cathétérisme de la trompe d'Eustache était une opération encore si peu régulière que Ch. Bell et Portal l'avaient déclarée *impraticable* et *dangereuse*.

§ V.

INCONVÉNIENTS ET DIFFICULTÉS DE L'OPÉRATION.

Si, au lieu de présenter la perforation de la membrane du tympan comme la panacée de toutes les surdités, les promoteurs de cette opération s'étaient bornés à dire qu'elle soulage, qu'elle guérit même

[1] *Dictionnaire des sciences médicales*, t. XXXVIII.

quelquefois la dysécie, il est très probable qu'ils au-
raient été longtemps sans trouver de contradicteurs ;
mais il n'en fut pas ainsi : on avait obtenu de l'amélioration dans quelques cas, on transforma ce mieux
en guérison radicale : on avait fait entendre quelques
sourds ; en ponctionnant la cloison, on guérirait infailliblement toutes les cophoses par cette opération ;
en un mot, on ne vit que les succès pour les exalter,
et l'on ne vit pas les revers, où l'on ne voulut pas les
voir, pour ne pas en tenir compte.

Cependant les observateurs impartiaux ne pou-
vaient tarder à reconnaître les exagérations des promoteurs intéressés de la perforation. Ce qui dut les
frapper, d'abord, ce fut la rareté des succès comparée
à la fréquence des guérisons proclamées par Hunold
et ses partisans. Himly, le premier, signala, comme je
l'ai dit, plusieurs cas de surdité où la ponction du
tympan ne put rendre l'ouïe ; et Fuchs, Zang, Rust et
Ch. Bell vinrent, en ajoutant de nombreux faits à
ceux déjà fournis par Himly, apporter aux chirurgiens non prévenus la preuve manifeste que la ponction de la membrane du tympan ne peut que soulager quelques sourds, sans en guérir aucun.

Mais l'insuccès, à peu près constant, de la perforation
de la membrane ne constitue pas la seule contre-
indication. Des inconvénients, des difficultés d'exécution et des dangers, sont encore attachés à cette opération.

Parmi les inconvénients, les uns, tels que ceux qui résultent de la conformation vicieuse des parties, de la sensibilité excessive du sujet, de ses craintes, de son indocilité, etc., sont accidentels; je ne fais que les indiquer. Les autres sont permanents, et je ne puis me dispenser d'en parler ici. Ce sont : la diminution de l'ouïe, par suite de la lésion de la membrane tympanique et les otites fréquentes qui surviennent inévitablement, par le fait du contact de l'air, sur les tissus délicats de l'oreille moyenne.

J'ai déjà signalé (page 6) la diminution de l'ouïe qui résulte constamment de la perforation de la membrane du tympan ; et je me suis attaché à donner l'explication scientifique de ce fait. Je ne puis qu'y renvoyer, en engageant les médecins qui douteraient du résultat que j'annonce, à répéter eux-mêmes les expériences comparatives que j'ai faites sur plus de cent sujets et qui ne m'ont pas fourni une seule exception.

Quant à la fréquence des otites, des othorrhées et des catarrhes de l'oreille chez les sujets affectés de perforation de la membrane, il n'est pas un praticien qui n'ait occasion de vérifier journellement ce fait. Il est si constant que j'ai cru pouvoir affirmer[1], et que j'ai aujourd'hui de nouvelles raisons pour maintenir

---

[1] V. *Mémoire sur le catarrhe de l'oreille moyenne et sur la surdité qui en est la suite*, etc., par le docteur Hubert-Valleroux.

que . « la perforation de la membrane du tympan est
suivie du catarrhe permanent de la caisse. » En voici la
preuve directe : Si la trompe d'Eustache est libre
chez un malade affecté de perforation ancienne de la
membrane , qu'on lui recommande une forte expiration, la bouche et le nez étant fermés ; et, dans
tous les temps de la maladie, on verra sortir en bouil-
lonnant, de l'ouverture de la cloison, un liquide que
l'on reconnaîtra aisément pour du mucus mêlé de pus.
Si, au contraire, les parois tuméfiées de la trompe ont
effacé le calibre du conduit guttural, que l'on pratique
le cathétérisme avec une bougie creuse , et que l'on
injecte une douche d'air dans la caisse ; et on con-
statera, en examinant le conduit auditif externe , la
reproduction du fait que je viens de signaler. L'explication de ce phénomène morbide est facile, et il
suffit d'une dose médiocre de réflexion pour la com-
prendre : d'abord, l'air, dans l'état normal, n'arrive
aux tissus délicats de la caisse du tympan qu'échauffé,
raréfié par son passage à travers les sinuosités des fosses
nasales, de la gorge et de la trompe d'Eustache. L'inspiration brusque de ce gaz froid, et son passage immé-
diat du nez dans la caisse, par un effort d'expiration, la
bouche et le nez étant fermés, ces divers actes sont suivis
de douleurs d'oreille et de diminution, momentanée
à la vérité, mais constante de l'ouïe. Ce résultat, dont
chacun peut s'assurer par lui-même, est évidemment
dû à la présence de l'air froid dans la caisse, puisqu'en

inspirant et ensuite expirant, de la même manière, ce gaz échauffé, le phénomène n'a plus lieu. Or, de la douleur passagère et de la diminution momentanée de l'ouïe à une douleur persistante et à une dysécie durable, il n'y a de différence que le degré. Supposez l'inspiration de l'air froid plusieurs fois répétée, il y aura successivité de petites douleurs et de faibles dysécies ; et, comme résultat définitif, douleur et dysécie augmentées. Quelle sera la conséquence logique, nécessaire, du contact permanent de l'air froid qui, de l'extérieur, viendra constamment, par la voie de la fistule, envahir la caisse ? Ce sera, évidemment, la permanence de la douleur et de la dycésie. Mais, comme la douleur disparaît, d'ordinaire, dans les affections chroniques, tandis que la lésion de fonctions persiste, il devra résulter en définitive, pour l'organe auditif, une lésion permanente de fonctions et une absence habituelle de douleurs, interrompue quelquefois par des exacerbations.

Ces prévisions de la théorie trouvent, comme nous venons de le voir, leur vérification constante dans la pratique.

Le *speculum auris*, qui rend si facile l'exploration de la membrane du tympan, ne peut guère servir quand on se propose d'opérer sur cette cloison. La présence d'un instrument dans le conduit auditif rétrécit considérablement le diamètre de ce canal, et apporte des entraves aux manœuvres opératoires nécessaires en pa-

reil cas. D'un autre côté, la traction exercée en haut
et en arrière sur le pavillon, pour redresser le conduit,
ne remplit qu'imparfaitement l'indication que l'on
en attend. Pour perforer la cloison, il faut porter un
instrument vulnérant à une profondeur de 25 à 28
millimètres, à travers un conduit courbe, de 5 à 5
millimètres plus long inférieurement que supérieu-
rement, et attaquer une membrane de 6 à 8 millimètres
de diamètre, oblique de haut en bas et d'arrière en
avant, incliné sous un angle de 50 à 55°, et qui selon
la remarque d'Isard : « Présente des variétés infinies de
forme, suivant les âges et les individualités [1]. » Or,
l'instrument vulnérant doit porter sur la partie anté-
rieure et inférieure de la membrane, juste au point où
le conduit auditif externe offre la plus grande profondeur ; et il ne doit que diviser simplement la cloison, sans pénétrer dans la caisse. En attaquant la
membrane plus haut que le lieu d'élection, l'opéra-
teur s'expose, presque à coup sûr, à décoller le marteau et à briser la chaîne des osselets. En pénétrant
dans l'intérieur de la caisse, on y détermine des hé-
morrhagies, des inflammations, des douleurs affreuses
et une foule d'accidents consécutifs, qui ont été, plus
d'une fois, suivis de la mort.

D'après ce qui précède, on ne comprend pas
comment les auteurs ont pu ranger la perforation

---

[1] Itard, ouvrage cité, t. I, 1re partie.

de la membrane du tympan parmi les opérations faciles. Rien, à mon avis, n'est plus aisé que de la mal faire ; et il est très difficile de l'exécuter convenablement.

§ VI.

DANGERS DE L'OPÉRATION. — EXEMPLES.

Dès l'année 1806, Himly cita plusieurs exemples d'accidents graves, d'accidents mortels, survenus à la suite de la perforation de la membrane du tympan. En 1810, Fuchs[1] fit connaître des cas nombreux où le passage du cerumen du conduit auditif externe dans la caisse, à travers la blessure de la membrane, avait déterminé des céphalées, des spasmes, des fièvres de mauvaise nature, etc. Il conseille même, pour éviter ces dangers, de pratiquer la perforation des cellules mastoïdiennes, de préférence à celle de la membrane, dans les cas où cette dernière opération est indiquée par les auteurs.

On trouve dans la Bibliothèque britannique[2] une curieuse observation d'accidents survenus chez une dame de quarante-six ans, à la suite de la per-

---

[1] *Dissert. de perforatione membr. tympani*, Jenæ, 1810.
[2] V. Vieusseux. *Biblioth. britannique*, t. 22.

foration accidentelle de la cloison. S'étant enfoncé une aiguille au fond du conduit auditif : « A l'instant, elle sentit une douleur horrible et un trouble inexprimable ; il lui parut que la chambre elle-même et tout ce qui l'environnait tournait sens dessus dessous..... Cet état de vertige fut accompagné de spasmes et de contractions telles que tout son corps était courbé, sa tête rapprochée des genoux, et ses jambes fléchies au point de né pouvoir poser le pied par terre ; les traits de son visage, retirés et contractés, annonçaient la plus grande angoisse. Elle éprouvait, en même temps, des nausées et des vomissements très violents et très douloureux. On employa, pendant quatre jours, toutes sortes de remèdes antispasmodiques sans le moindre succès..... Il se passa plus de deux ans avant que la malade pût supporter un bruit un peu plus fort qu'à l'ordinaire. Il lui était impossible de rester, sans se trouver mal, dans l'église, pendant le chant des psaumes, ou d'entendre une conversation entre des personnes qui élevaient la voix... »

Cette longue série d'accidents, causés par la perforation accidentelle de la membrane, se retrouve trop fréquemment après la ponction pratiquée par l'art. « La lésion de la faculté auditive, dit Itard, n'est pas le seul résultat fâcheux que produit, dans quelques circonstances, la perforation de la membrane du tympan. Une foule d'accidents nerveux, tels que des vertiges opiniâtres, la céphalée, des élancements, des espèces de commotions électriques dans l'intérieur du cerveau, peuvent en être la suite, et persister longtemps, ainsi qu'on le verra, dans une des observations suivantes [1]. » Les auristes modernes citent, de leur côté, des exemples de semblables accidents. Kramer, notamment, rapporte, dans son observation trente-huitième, l'histoire « d'un jeune homme de vingt-six ans, fortement constitué, qui, après la ponction, se trouva, pendant plusieurs heures, dans un état de langueur syncopale. »

Aux exemples d'issue fâcheuse de la perforation de la membrane du tympan que je viens de rapporter, et dont je pouvais augmenter de beaucoup la liste, en puisant dans les auteurs, j'ajouterai deux observations tirées de ma pratique particulière.

Première observation. — La première a pour sujet M. T..., de l'Eure, âgé de soixante ans, d'une forte constitution et d'une excellente santé. A l'âge de vingt ans, M. T... contracta une dureté d'ouïe, accompagnée de bourdonnements, à la suite d'un bain froid qu'il prit étant en sueur. Des saignées, des vésicatoires derrière l'oreille et la prescription d'autres remèdes, tels que des injections auriculaires, ne diminuèrent en rien la dysécie ni les bruits. M. T... put encore, pendant plusieurs années, aller dans le monde faire

[1] Itard, ouvrage cité, t. I, p. 318.

ses affaires, etc. En un mot, on ne connaissait guère son infirmité que dans le cercle de ses familiers.

Cependant la surdité allait toujours en augmentant; et Itard, Boyer, Richerand et Dupuytren, consultés tour à tour, prescrivirent des remèdes dont aucun n'eut le pouvoir d'arrêter les progrès de la cophose. Elle est devenue telle aujourd'hui que le malade n'entend plus, même au contact, le bruit de la montre, et reste complétement étranger aux conversations qui ont lieu autour de lui. Il a cessé aussi d'éprouver, comme autrefois, des changements dans l'audition, par suite des variations atmosphériques.

M. T., sur l'annonce des journaux politiques, vint à Paris, il y a quelques mois, pour se faire guérir. Après lui avoir prescrit un traitement anti-phlogistique, lui avoir sondé les trompes d'Eustache, et fait des injections éthérées dans la caisse du tympan, le tout suivi de grandes souffrances, et sans obtenir, d'ailleurs, aucune diminution de la surdité, le médecin traitant proposa et exécuta la perforation de la membrane du tympan à droite, assurant au malade que si cette opération ne lui faisait pas de bien, elle ne pouvait au moins lui faire de mal. La première affirmation a été complétement justifiée par le résultat : le malade même assure entendre moins qu'avant la ponction ; mais il n'en a pas été ainsi pour la seconde. Une douleur vive, suivie d'étourdissements et de vertiges, s'est manifestée immédiatement après opération, une inflammation consécutive des plus violentes a succédé aux accidents primitifs, et a nécessité l'emploi des saignées générales et locales, et l'usage d'un traitement anti-phlogistique énergique et prolongé.

Lorsque ces accidents eurent diminué et lorsqu'il eut pris congé du médecin qui lui avait donné des soins si éclairés, le malade me fut adressé par une dame que j'avais eu le bonheur de soulager. Il était complétement sourd, très affecté de son état, et tourmenté, depuis son opération, par une sorte de vertige continuel qui le forçait à avoir toujours quelqu'un près de lui pour le conduire et le soutenir.

Les parties extérieures de l'oreille, le pavillon et le conduit auditif, sont dans un état parfait d'intégrité des deux côtés. La membrane du tympan présente, inférieurement et en avant, à droite, une petite ouverture, celle qui a été pratiquée par l'instrument. Les parties constituantes de l'arrière-bouche ne sont le siége d'aucune lésion; et le malade fait très aisément passer l'air de la gorge dans les deux caisses du tympan, ce qui indique la liberté complète dès trompes d'Eustache.

Je cherchai vainement à m'expliquer le motif qui avait pu porter le médecin de M. T. à lui pratiquer la ponction dont il a failli être victime. Il ne présente, en effet, aucune des indications fournies par les auteurs pour cette opération, puisque les membranes du tympan sont transparentes et que les trompes d'Eustache sont libres dans toute leur étendue.

J'ai considéré la cophose de ce malade comme une *amaurose* de l'oreille ; et, ne connaissant, dans l'état actuel de la science, aucun moyen curatif de cette affection, je n'ai pu souscrire à ses désirs et lui faire commencer un nouveau traitement.

Deuxième observation. — M. A. L., fils du Dr L., du Piémont, vint encore à Paris, sur la foi d'une annonce des journaux politiques, pour se faire guérir d'une surdité dont il avait ressenti les premières atteintes quatre ans auparavant, et qui avait fait, depuis quelques mois, des progrès considérables. M. A. L. est âgé de vingt ans, bien constitué, robuste, a la barbe et les cheveux noirs, une physionomie ouverte, et offre toutes les apparences extérieures d'un sujet de vingt-cinq ans de tempérament bilioso-sanguin. M. L. avait déjà subi dans son pays plusieurs traitements dépuratifs, avait été saigné, maculé de vésicatoires, etc., sans obtenir la guérison.

Le médecin qu'il est venu trouver à Paris a recommencé les mêmes traitements, prescrit des saignées, des purgatifs et des vésicatoires. Il a ajouté à l'emploi de ces moyens, le cathétérisme de la trompe d'Eustache, et il a secondé cette opération par des douches de vapeurs éthérées.... le tout sans résultat.

Pour entretenir les espérances de son jeune malade et lui prouver l'étendue des ressources de la thérapeutique auriculaire, son médecin lui annonça qu'il

allait lui faire une opération très simple, d'une exécution des plus faciles, complétement exempte de
dangers, et qui lui rendrait l'ouïe infailliblement,
comme elle l'avait rendue à MM. A., B., etc. Cette opération, que le malade accepta avec joie, n'était autre
que la perforation de là membrane du tympan. Il fut
résolu qu'on la pratiquerait, d'abord sur l'oreille
gauche, et que l'on attendrait que l'ouïe fut complétement rétablie de ce côté, pour passer à la droite.
L'opération fut faite, en effet, le lendemain. Mais le
malade, au lieu du bonheur qu'il se promettait,
éprouva, par la ponction, une douleur horrible, la-
cérante qui, selon son expression, lui broya la tête ; et
cette douleur fut suivie aussitôt de spasmes, de nausées
et d'accidents nerveux très intenses. Espérant, au
moins, trouver un dédommagement à ses maux dans
l'amélioration de la fonction auditive, M. L. approcha
de son oreille une montre qu'il entendait encore à une
certaine distance avant l'opération. Il avait complétement cessé de l'entendre depuis ; et cette triste certi-
tude augmenta, sans doute, l'intensité des accidents
nerveux qui bientôt furent, comme ceux de M. T.,
suivis d'une violente inflammation qui ne céda, non
plus, qu'à un traitement anti-phlogistique énergique et
prolongé.

Un confrère de Paris, ami du père de ce jeune malade, me pria, il y a quelques semaines, de l'exami-
ner. Je le fis avec soin ; et voici ce que j'observai :

M. A. L. entend encore, à quelques centimètres de l'o-
reille droite, le battement d'une montre ordinaire. Il
assure que c'est ce degré d'audition qu'il avait apporté
en venant à Paris, en sorte qu'il n'a rien gagné de ce
côté. Mais il a tout perdu de l'autre ; car il n'entend
plus ces battements, même au contact.

Les pavillons de l'oreille sont heureusement com-
formés, et le conduit auditif externe est sain à droite
dans toute son étendue, ainsi que la membrane du
tympan. A gauche, la peau du conduit auditif est lé-
gèrement injectée et baignée d'une suppuration sa-
nieuse ; la membrane du tympan présente, vers la réunion du tiers supérieur avec le tiers moyen de son
étendue verticale, l'ouverture qui a été pratiquée avec
l'instrument. Les bords de cette ouverture forment un
bourrelet assez marqué ; et la tuméfaction s'étend, ainsi
que la rougeur, au voisinage de la plaie d'où s'écoule
un mucus purulent, fétide et mal lié. Tous les tissus
de la gorge sont uniformément tuméfiés. L'air, pressé
dans l'arrière-bouche, par un effort d'expiration, les
lèvres et le nez étant fermés, ne pénètre plus dans la
caisse du tympan ; ce qui prouve que le gonflement de
la gorge se continue dans les trompes d'Eustache ; et,
pour qu'il ne reste rien d'obscur sur la nature de la
maladie, les changements de température amènent
constamment des changements dans l'audition.

Le diagnostic ne peut ici être douteux. M. L. est
atteint d'une tuméfaction catarrhale de la membrane

muqueuse pharanyngo-laryngée, qui se continue dans l'oreille moyenne.

Le traitement est bien simple : on sait que nul agent résolutif n'est plus utile dans les cas de cette espèce que la compression ; il en résulte que l'introduction dans le conduit guttural d'une bougie qui comprime et refoule uniformément les tissus du dedans et du dehors est le premier moyen à tenter. L'usage des gargarismes astringents, celui des cathérétiques appliqués aux tissus tuméfiés de la gorge, l'inspiration de vapeurs sèches balsamiques et résineuses, et l'injection dans la caisse des mêmes vapeurs, tels sont les moyens thérapeutiques rationnels indiqués dans ce cas.

Leur emploi judicieux serait, presque à coup sûr, suivi du retour de la fonction dans l'oreille droite. Quant à la gauche, l'audition y est pour jamais abolie, car l'instrument a porté juste sur le point d'insertion du marteau, et a brisé la chaîne des osselets.

Les exemples que je viens de citer ne sont pas les seuls où j'ai observé des accidents. Je pourrais en ajouter d'autres, et notamment deux cas de mort. L'un suivit la ponction qui fut pratiquée chez un jeune homme de dix-huit ans affecté de simple dysécie ; l'autre résulta de la même opération faite sur un sujet plus âgé. Mais ces observations ne feraient qu'allonger mon travail, sans utilité pour la science. Il n'est guère de praticien, d'ailleurs, qui n'ait eu occasion d'observer cette fâcheuse issue, et les graves accidents qui la précèdent.

Mon unique but, dans les deux exemples que je viens de rapporter, c'est de prouver, par les faits, que la ponction de la membrane du tympan, même bien faite et chez un sujet sain, peut être suivie des plus graves accidents, comme cela est arrivé chez M. T.... de l'Eure; et, de plus, que c'est à tort que l'on dit cette opération d'une exécution si facile, puisqu'elle a été faite si malheureusement chez le jeune L..., par un médecin qui la pratique journellement, et qui, par conséquent, en a une grande habitude.

§ VII.

MOTIFS QUI DOIVENT FAIRE REJETER LA PERFORATION DE LA MEMBRANE DU TYMPAN DE LA PRATIQUE ORDINAIRE.

Si l'on a bien suivi toutes les phases de la discussion qui précède, on a dû reconnaître que la perforation de la membrane du tympan ne peut avoir qu'un but, celui de mettre l'oreille moyenne en rapport avec l'air extérieur, et que la prétention d'obtenir tout autre résultat serait complétement illusoire. On a remarqué, en effet, que ce fut contre les surdités par obturation de la trompe d'Eustache, où le passage de l'air dans la caisse du tambour est intercepté, que A. Cooper conseilla et mit en pratique cette opération.

Si, depuis, les chirurgiens ont obtenu des succès de la ponction dans des cas d'épaississement ou de dégénérescence de la membrane, c'est qu'alors cet état pathologique coïncidait avec une obturation des trompes d'Eustache. L'erreur de leur diagnostic était d'autant plus facile que la cloison du tympan éprouvant, comme les autres organes de l'économie, des changements de structure, par suite du défaut d'action, il arrive, à peu près constamment, que son brillant se perd, et que sa teinte devient mate, quand elle a cessé, pendant quelque temps, de vibrer.

A. Cooper, Himly, Rust, etc., en conseillant la perforation de la membrane du tympan dans la surdité par obturation du conduit guttural, donnaient un précepte logique et d'une saine pratique, eu égard à l'époque où ils écrivaient et à l'état des connaissances que l'on possédait alors en diagnostic et en thérapeutique auriculaire. Ces auteurs, en effet, paraissent avoir ignoré complétement les services que rend le cathétérisme dans les affections de l'oreille moyenne. D'ailleurs, en supposant même qu'ils eussent connu cette opération (ce que rien ne confirme, puisqu'ils n'en ont parlé nulle part), l'imperfection des instruments employés alors et l'inflexibilité des algalies, les eussent

empêchés de retirer du cathétérisme et des douches
gazeuses les avantages qu'en recueillent journellement
les modernes.

La conduite de ces opérateurs était, à beaucoup
d'égards, semblable à celle du praticien qui, appelé
près d'un malade atteint de rétention d'urine, et man-
quant d'instruments pour sonder l'uzèthre, ponc-
tionne la vessie, malgré les dangers de cette opération.
De deux inconvénients, le chirurgien, dans ce cas,
choisit le moindre.

Il faut remarquer, néanmoins, qu'avant de recourir à la ponction de la poche urinaire, il a employé
tous les moyens indiqués par la science pour calmer
les douleurs, diminuer les accidents inflammatoires,
et prévenir la résorption urinaire. S'il peut se pro-
curer les instruments nécessaires, il essaie, à plusieurs
reprises, et par tous les moyens connus, d'introduire
jusqu'à la vessie des bougies et des sondes de petit
calibre, pour rouvrir au liquide sa voie naturelle
d'excrétion ; et, ce n'est que quand tous ses efforts
ont échoué que, pour soustraire le malade à un danger réel et pressant, il se décide à pratiquer la paracentèse.

Dans le traitement de la surdité, au contraire, il
ne peut y avoir urgence d'opérer. La cophose est une
infirmité grave, sans doute, mais elle ne met point en
danger les jours du malade : et, si la *nécessité com-
mande* la paracentèse de la vessie, jamais ce motif ne

peut être invoqué à l'appui de la perforation de la membrane du tympan.

Puis donc que l'ouverture artificielle de la cloison ne peut avoir pour objet que de remplacer l'ouverture naturelle de la caisse accidentellement oblitérée; puisque, d'ailleurs, il n'y a jamais urgence de pratiquer cette opération, on doit logiquement en inférer que si l'art possède un moyen de rouvrir, même lentement, la voie naturelle de l'air, c'est à ce moyen qu'il faut recourir. On serait surtout blâmable de le négliger si, entouré des précautions convenables, il met constamment à l'abri des inconvénients et des dangers inhérents à l'opération qu'il est destiné à remplacer.

Or, le cathétérisme de la trompe d'Eustache, seul ou secondé des douches gazeuses, remplit l'indication qui vient d'être indiquée. Il ouvre à l'air l'accès de la cavité du tympan; et, quand il est exécuté convenablement, il met le malade à l'abri des dangers qui suivent si souvent la perforation, même quand elle est bien faite.

Mais là ne se bornent pas les avantages du cathétérisme. Si l'obturation du conduit guttural de l'oreille est la cause unique de la surdité, au lieu de ne restituer, comme la perforation de la membrane, qu'une partie de l'ouïe, le cathétérisme rend à l'organe auditif l'intégrité de ses fonctions. Si la caisse participe à l'état pathologique du conduit, la sonde aura encore ouvert la voie à la *médication immédiate*, tandis que la piqûre de la cloison n'aura fait qu'ajouter une lésion nouvelle à celle qui existait déjà. Et enfin, le catarrhe permanent de la caisse qui suit *constamment* la perforation de la membrane, n'est *jamais* provoqué par le cathétérisme bien exécuté.

Or, en présence des ressources offertes par la chirurgie moderne à la thérapeutique des rétrécissements et des engorgements chroniques de la trompe d'Eustache, la perforation de la membrane du tympan ne devrait-elle pas être aujourd'hui pratiquée plus rarement que la paracentèse de la vessie?

Et quand, grâce à l'invention des ingénieux procédés des Chopart, des Boyer, des Ducamp, des Civiale, des Amussat et autres, la ponction de la poche urinaire est devenue une opération tout à fait exceptionnelle, n'a-t-on pas droit de s'étonner que l'on pratique journellement encore la perforation de la membrane du tympan?

§ VIII.

CONCLUSION.

Au point de la question où nous sommes arrivés, l'essentiel est donc de préciser les cas où la désobstruction de la trompe d'Eustache est possible, et ceux où l'impossibilité de sonder ce conduit rend la ponction de la membrane du tympan indispensable pour guérir la surdité. Or, avec les ressources de la chirurgie moderne, les cas d'impossibilité signalés par Saissy [1], d'accord en cela avec Itard [2] et le docteur Deleau [3], peuvent et doivent être surmontés, pour la plupart, soit par les moyens généraux de traitement, soit par les moyens spéciaux de la thérapeutique auriculaire.

C'est ainsi que « l'existence d'un polype dans les narines » ne peut, en aucune sorte, justifier la perforation de la cloison du tympan. Il en est de même du « gonflement chronique de la membrane pituitaire. » Ce dernier état pathologique, presque constamment lié à la surdité catarrhale, cède aux moyens de traitement connus de tous les médecins, tels que l'inspiration des vapeurs résolutives, l'application des astringents, des caustiques, etc.; tandis que le polype trouve ses moyens de guérison dans l'arrachement, la cautérisation ou la ligature, selon le caractère et la nature de la maladie.

Quant au « vice de conformation, » s'il consiste, comme il est le plus ordinaire, dans une déviation

---

[1] V. *Dict. des sc. médic.*, t. XXXVIII, article : MALADIES DE L'OREILLE.

[2] V. Itard, ouvrage cité.

[3] V. Deleau jeune, *Traité de la perforation de la membrane du tympan*, Paris, 1822.

de la cloison des fosses nasales, l'indication qui se présente, c'est de sonder le conduit guttural gauche par
la narine droite, ou le conduit droit par la narine
gauche, selon le côté dévié. Cette opération, d'une
exécution impossible avec les sondes métalliques dont
Saissy se servait, est devenue très praticable, au
moyen des sondes de gomme élastique supportées
par un mandrin métallique, et offrant une courbure
appropriée au trajet à parcourir.

Cette élimination opérée, il ne reste plus qu'un seul
cas où, selon Saissy, il faut ponctionner la membrane,
c'est celui « d'imperforation de la trompe d'Eustache,
lorsqu'il est impossible de surmonter cet obstacle. »
Ici, l'indication est positive, *nécessité fait loi;* mais
quand est-il impossible de surmonter l'obstacle? Là
est toute la question. Pour la discuter à fond, il fau-
drait donner à ce mémoire une extension qui dépas-
serait de beaucoup les limites que m'imposent le
temps et la nécessité. Je dois donc me borner à dire
que ma conclusion dont les arguments se retrouvent,
du reste, à toutes les pages de ce mémoire, serait en
tout point conforme à celle d'un écrivain dont le nom
présente, en pathologie auriculaire, une autorité que
personne ne méconnaît, Kramer. « A l'exception d'un
seul succès rapporté par Itard, dit cet auteur[1], on
ne connaît aucun cas où des raisons pressantes aient

---

[1] Kramer, ouvrage cité, p. 154.

pu engager les opérateurs à pratiquer la perforation. »

J'ajouterai que, dans le cas même où la surdité tient à une oblitération incurable des trompes d'Eustache, il est encore d'une sage pratique de ne pas recourir à la perforation de la membrane du tympan, si la cophose est bornée à un seul côté. Le précepte généralement admis, en ophthalmologie, de ne point opérer un œil cataracté quand son congénère reste sain, ce précepte me semble, en tout point, applicable à la perforation de la membrane du tympan. Je ne conseillerai jamais cette opération, en la supposant même seule capable de restituer l'ouïe, aussi longtemps que l'une des oreilles continuera à remplir ses fonctions.

De tout ce qui précède, il résulte que : « La perforation de la membrane du tympan, considérée comme moyen curatif de la surdité, est une opération qui n'est plus en rapport avec l'état actuel de la science, et qui, par conséquent, doit être rejetée de la pratique, sauf un seul cas, celui d'oblitération incurable des deux trompes d'Eustache, quand, d'ailleurs, le reste de l'organe auditif est sain. »

FIN.

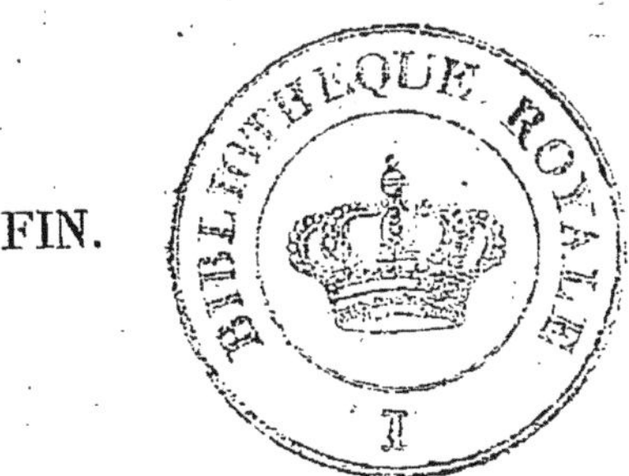

www.ingramcontent.com/pod-product-compliance
Ingram Content Group UK Ltd.
Pitfield, Milton Keynes, MK11 3LW, UK
UKHW021013120726
13693UKWH00005B/1944